Docteur DEREURE

NOTICE MÉDICALE

SUR LES

EAUX DE NÉRIS-LES-BAINS

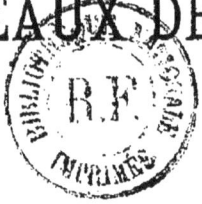

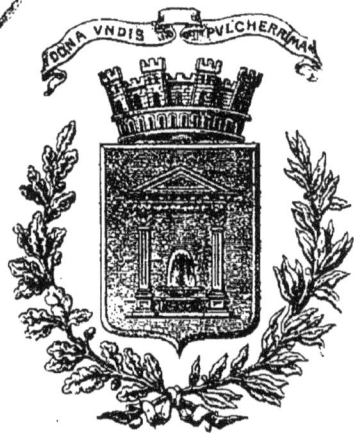

NÉRIS-LES-BAINS

—

1904

NOTICE MÉDICALE

SUR LES

EAUX DE NÉRIS-LES-BAINS

PAR

le Docteur M. DEREURE

Médecin de l'Hôpital thermal.

Cet opuscule est un simple résumé des propriétés, ressources et indications thérapeutiques des Eaux de Néris.

Sa brièveté est voulue : les stations thermales sont nombreuses, les instants du corps médical comptés. Les praticiens, à qui il est destiné, pourront le parcourir entre deux visites. Nous leur faisons grâce des longues discussions ayant trait aux origines et à l'historique de la station, et des théories plus ou moins fantaisistes s'appliquant à toutes les Eaux en général et à aucune en particulier.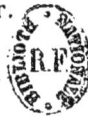

1ᵉʳ mars 1904.

NOTICE MÉDICALE

EAUX DE NÉRIS-LES-BAINS

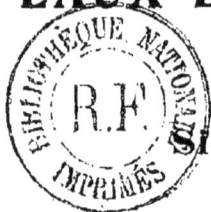

Situation. Sol. Climat.

Néris est assis sur le flanc d'un des nombreux coteaux qui occupent la région.

Le *sol* est formé de plusieurs variétés de granites : granite phorphyroïde, granite pegmatite, et de quelques beaux filons de spath-fluor. C'est dire que ce sol est compacte et permet peu d'infiltration. Les eaux, merveilleusement drainées par la topographie même de la ville, s'écoulent facilement et sans pénétrer.

Si nous ajoutons que la *pluie* est rare et de courte durée pendant la saison thermale, nous aurons là deux facteurs éminemment favorables à l'absence d'humidité du sol et de l'atmosphère ; ce qui n'est pas à négliger pour une station de rhumatisants.

La *température* des journées d'été est modérée (15° à 28° d'après de Laurès) et se caractérise surtout par son uniformité : pas de sauts brusques de la colonne thermométrique, se produisant d'un jour à l'autre et dans le courant d'une même journée, pas de ces baisses subites survenant après le coucher du soleil.

La ceinture de collines qui l'entoure met la station thermale complètement à l'abri des forts *courants aériens*. Seuls les vents de tempête venant de l'ouest ont quelque retentissement.

L'*altitude* varie de 354 m. à 379 m. aux deux points extrêmes de la ville.

Signalons enfin la faible amplitude des variations *barométriques*.

Cette régularité relative des courbes hygrométriques, thermométrique et barométrique, cette juste moyenne dans l'altitude et l'anémologie font du climat de Néris un climat sinon sédatif, au moins neutre. Il ne provoque pas chez les nerveux l'excitation, l'insomnie qu'on rencontre souvent à des altitudes élevées et presque constamment au bord de la mer. Or la majeure partie de la clientèle nérisienne est nerveuse.

Enfin, pour terminer ces quelques considérations, disons que l'*air* est à Néris d'une grande pureté. Cela tient à la faible agglomération indigène, à l'éloignement des grands centres et enfin à la non contagiosité des maladies qu'on y traite.

Ressources thérapeutiques

Néris possède *six sources*, dont la température oscille entre 42 et 52 degrés. De ces six sources, seules celles de César et de la Croix sont utilisées.

La haute thermalité des eaux s'oppose à leur emploi thérapeutique immédiat, à l'émergence des sources. On obtient leur réfrigération naturelle par le séjour dans d'immenses bassins. Une installation perfectionnée a été faite à cet usage. De la sorte, l'eau minérale est employée sans mélange aucun, ni addition d'aucune eau étrangère.

La station possède deux *établissements*, dont l'un, récemment réparé, répond à toutes les indications de l'hydrothérapie moderne. Les procédés thérapeutiques mis en œuvre sont :

1º Les *bains* : chauds ou tempérés, courts ou prolongés, partiels ou généraux, bains de baignoires ou de piscines, bains d'eau courante, bains d'étuves et d'encaissement.

2º Les *douches* : chaudes, froides, tempérées, écossaises, douches horizontales ou verticales, douches en cercle, douche-massage, douche de vapeur, douche sous-marine, douches périnéales, vaginales, nasales, pharyngiennes, lavage intestinal.

3º *L'eau en boissson.*

4º Les applications de *conferves.*

5º Enfin la *mécanothérapie*, le massage, la gymnastique suédoise qui sont de précieux auxiliaires de la cure nérisienne.

A ces moyens adjuvants, nous voudrions voir s'ajouter la rééducation des mouvements et l'électricité sous toutes ses formes.

Un *hôpital thermal* reçoit par saison de vingt jours (ou de quarante jours quand la prolongation du traitement est nécessaire) un grand nombre d'indigents.

Deux parcs, l'un bruyant et animé, où l'on trouve toutes les distractions des stations thermales : musique, théâtres, jeux, fêtes, etc. ; l'autre calme et paisible, ont leurs effets thérapeutiques distincts chez les nombreux nerveux qui fréquentent Néris.

Dans le même ordre d'idées, signalons les *grands hôtels*, et les *villas privées*, aménagées pour les cures d'isolement.

Propriétés physiques des eaux.

Tous les auteurs s'accordent pour prétendre que les eaux émanent d'une *nappe* unique ; à l'appui de leur thèse, ils allèguent la température uniforme, la composition chimique à peu près identique, l'agglomération sur un espace restreint des différents puits ; de là ils concluent que les six sources doivent fatalement répondre aux mêmes indications. — Nous ferons remarquer cependant qu'il y aurait intérêt à approfondir cette question. Une différence de température de 10º au minimum entre les deux puits extrêmes n'est pas à négliger. Cette différence ne peut s'expliquer par des infiltrations froides dans certains puits, car par cela même qu'ils sont très rapprochés les uns des autres, ils devraient tous subir cette même cause de refroidissement. D'ailleurs il existe tout près des puits thermaux une source froide (9°) ; il n'y a cependant pas lieu de prétendre qu'elle émane de la même nappe qui alimente les autres sources.

Quant à la composition chimique, les variations sont peu sensibles, il est vrai. Mais les Eaux de Néris sont rangées dans le groupe des Indéterminées, elles sont peu minéralisées ; il suffira d'une faible variation chimique pour rendre différentes leurs propriétés.

Quoi qu'il en soit, nous n'aurons en vue dans ce travail que les propriétés de l'eau des puits utilisés à l'heure actuelle.

Le *débit* des sources est considérable, on se sert uniquement de leur trop plein (1000 mètres cubes environ par 24 heures) ; mais on estime que ce chiffre pourrait être triplé, si c'était nécessaire.

A la vue, l'eau de Néris se rapproche beaucoup d'une eau ordinaire de bonne qualité ; c'est dire qu'elle est claire et transparente. Quand on l'examine dans les bassins où elle séjourne, elle paraît verdâtre ; cela tient aux conferves qui se développent au fond et sur les parois de ces bassins.

Elle est *inodore* au griffon, prend seulement une légère odeur sulfhydrique lorsqu'elle est exposée à l'air un certain temps, par suite de la décomposition plus ou moins hâtive des conferves qui s'y sont formées. Mais l'eau elle-même à la source ne contient en dissolution aucune trace d'hydrogène sulfuré.

Sa *saveur* est un peu fade.

Au *toucher* elle est douce et onctueuse.

Sa *densité* est voisine de celle de l'eau distillée ; elle est de 1001. Mais remarquons que c'est celle de l'eau à 52°. Calculée à 0°, elle serait plus élevée.

La *température* de l'eau des puits utilisés est de 52°. Elle aurait subi de nombreuses variations sous l'influence de perturbations géologiques.

Le *calorique* des eaux de Néris serait très différent de celui d'une eau chauffée par nos moyens ordinaires.

C'est ainsi que d'après les anciens auteurs, il faudrait autant de temps pour porter un litre d'eau minérale de 52° à 100°, que pour produire l'ébullition d'un litre d'eau ordinaire pris à 0°, toutes conditions de pression égales d'ailleurs. C'est ainsi que l'eau minérale ne produit pas sur les muqueuses la même sensation de brûlure que donne fatalement une eau chauffée à cette température. Enfin, bue tiède, elle ne provoque aucunes nausées.

Electricité. — Un ancien médecin de Néris, l'abbé Forichon avait remarqué que les jours d'orages les eaux perdaient leur limpidité, devenaient troubles, au point que le fond des bassins était difficilement aperçu ; il avait vu également, dans les mêmes conditions atmosphériques, se produire une certaine phosphorescence à la surface des eaux. — Aussi quand eurent lieu les expériences de Becquerel, puis de Scoutteten, attribuant les propriétés physiologiques des eaux aux courants électriques qui s'y développent entre l'eau d'une part, le sol ambiant ou les corps immergés d'autre part, s'accorda-t-on à donner à l'électricité une part dans le mode d'action des Eaux de Néris. — Le docteur Allot, à la suite de 24 expériences diverses, montre le bien fondé de cette hypothèse. Il reconnut entre autres choses, et c'est l'important au point de vue thérapeutique, que le circuit établi entre l'eau d'une baignoire et le corps d'un baigneur, est parcouru par un courant électrique variant de 30° à 70° au galvanomètre. Dans les mêmes conditions, et pour une eau ordinaire, l'aiguille varie de 5° à 20° seulement.

Propriétés chimiques

J. Lefort fait en 1857 la première analyse vraiment scientifique des Eaux de Néris. Cet auteur donne les chiffres suivants, pour un litre d'eau du Puits César :

Bicarbonate de soude........	0 gr 4169	
— potasse	0	0129
— magnésie.....	0	0057
— chaux	0	1455
— fer......... .	0	0042
— manganèse...	traces.	
Sulfate de soude............	0	3896
Chlorure de sodium........	0	1788
Iodure de sodium	traces.	
Silice	0	1121
Matière organique azotée	traces.	
TOTAL.....	1, 2657	

L'analyse de l'eau du Puits de la Croix donne des résultats un peu différents. Au total on trouve 1,2505.

Quelques années plus tard, Lefort signalait dans les Eaux une petite quantité de fluorure de sodium, que de Gouvenain estimait à 0,0052 par litre.

Aussi, à part ce dernier corps et des traces de matière organique, rien qui distingue, par la quantité ou la qualité de ses éléments minéraux, l'eau de Néris d'une eau potable ordinaire.

L'eau des Puits est sans cesse agitée par des courants de bulles gazeuses venant de la profondeur.

Ces bulles sont en grande partie composées d'azote.

Lefort, qui a analysé les gaz contenus dans l'eau, trouve par litre :

Puits César.......{	oxygène	0 cc 0
	azote	13
	acide carbonique libre..	0 0490
Puits de la Croix.{	oxygène	1 cc 1
	azote................	10 2
	acide carbonique libre.	0 0393

Plus récemment, (Février 1901), M. Carles, professeur agrégé à la Faculté de Médecine de Bordeaux, présentait à l'Académie de Médecine un mémoire dans lequel il exposait le résultat de ses recherches sur la composition de l'Eau de Néris. Il a analysé et l'eau elle-même et les nombreux dépôts qu'elle forme sur les parois des conduites où elle séjourne; il y a démontré la présence d'éléments que les analyses précédentes n'avaient pas découverts :

Carbonates de baryte.
     —   plomb.
     —   cuivre.
Silicate de soude.
Fluosilicate de soude.
Borate de soude.
Fluoborate de soude.

Conferves. — Nous venons de dire que l'eau, prise au griffon, ne contient que des traces de matière organique. Cependant lorsque cette eau séjourne, exposée à la lumière, dans certaines conditions de température et d'aération, on voit s'y développer des organismes végétaux inférieurs, sorte d'algues, qui ont reçu différents noms et qu'on appelle communément conferves. Leur mode de formation a donné naissance à de nombreuses hypothèses ; c'est dire qu'il n'y en a aucune de confirmée. Il existe plusieurs variétés de ces végétaux dans les Eaux de Néris.

Les conferves fournissent à l'analyse les éléments que nous avons mentionnés déjà dans les Eaux de Néris, et en outre de l'iode et de la matière organique en plus grande quantité.

Mode d'action des Eaux

Il est difficile de préciser quel est l'agent, physique ou chimique, qui produit dans l'Eau de Néris les effets physiologiques et thérapeutiques observés. Le problème est complexe, et un grand nombre de facteurs semblent intervenir. Il y a longtemps que Chaptal, parlant des eaux minérales en général, en face des difficultés et souvent des contradictions que présentait une telle solution, avait émis cet aphorisme : « Quand on analyse les eaux minérales, on dissèque leurs cadavres. » Cela est surtout exact pour les eaux indéterminées, parmi lesquelles est classé Néris. Depuis Chaptal, il est vrai, les procédés d'analyse se sont singulièrement améliorés ; mais sommes-nous arrivés à la perfection, et des moyens nouveaux d'investigations ne nous permettront-ils pas d'éclairer bien des points obscurs encore ? Ne voyons-nous pas la découverte de nouveaux corps, comme les corps radio-actifs, source intarissable de lumière, de chaleur et d'électricité, bouleverser les principes fondamentaux de la science (1)?

Quand nous avons parlé des propriétés physiques des Eaux de Néris, nous avons plus particulièrement insisté sur le calorique et l'électricité : ces deux facteurs doivent manifestement entrer en ligne de compte dans leur mode d'action.

Parmi les agents chimiques, la matière organique, le fluorure de sodium, et les corps récemment découverts par M. Carles différencient l'eau de Néris d'une eau ordinaire.

Nous croyons bon de reproduire le résultat des recherches de M. Garrigou, recherches portant sur des eaux renfermant, comme celles de Néris, des matières organiques en plus ou moins grande quantité. M. Garrigou a séparé, par la dialyse, des matières organiques traversant le dialyseur (cristalloïdes), d'autres (colloïdes) restant sur le dyaliseur, d'autres enfin, à l'état combiné, se comportant comme de véritables alcaloïdes ; on sait à quelles doses infinitésimales ces derniers agissent.

M. Carles veut expliquer par la présence des sels de baryte, de plomb et de cuivre l'action sédative des eaux. Les fluorures, les silicates et fluo-silicates, les borates et fluoborates agiraient comme antiseptiques.

---

(1) Au moment où nous livrons cet opuscule à l'impression, nous apprenons que des expériences préliminaires faites dans plusieurs laboratoires scientifiques de Paris, ont fait découvrir des propriétés radio-actives aux Eaux de Néris.

Ajoutons que les eaux peuvent être considérées comme aseptiques par le seul fait d'une haute thermalité d'origine.

N'oublions pas enfin l'iode contenu dans les conferves et son action fondante, résolutive et révulsive.

Quoi qu'il en soit, laissant de côté les théories, nous allons arriver à des faits bien établis, en exposant les propriétés physiologiques et thérapeutiques des eaux, propriétés constatées par tous les médecins exerçant ou ayant exercé dans la Station. Cet exposé s'appuie donc sur la base solide de l'empirisme scientifique, fait de l'observation clinique la mieux suivie.

Propriétés physiologiques

Pour être complet, il nous faudrait envisager les propriétés physiologiques des Eaux de Néris dans les diverses maladies qui en sont tributaires. La brièveté de ce travail nous obligera à en esquisser seulement et d'une façon générale les plus saillantes.

Nous n'insisterons pas davantage sur l'action physiologique d'un certain nombre de procédés thérapeutiques, tels que douches diverses, bains de vapeur, massage, etc., qui n'empruntent rien de spécial à la cure nérisienne et qui n'agissent que par des conditions de température, de choc, etc., étrangères à la nature intime des eaux.

Nous parlerons plus particulièrement du bain, qui est la base essentielle du traitement nérisien. On peut dire, sans exagération, que tous les malades se baignent, qui fréquentent notre station ; tous les autres moyens thérapeutiques doivent être qualifiés d'adjuvants.

Les bains se donnent chauds (36°, 38° et au delà) ou tempérés (30 à 34°) et ont dans les deux cas des effets différents.

Les premiers agissent comme médication excitante et résolutive. Les seconds possèdent une puissante action sédative.

Ce sont là des effets communément observés, pouvant être obtenus avec des bains d'eau ordinaire à la même thermalité. Au premier abord, ils ne paraissent donc pas devoir être imputés à une action spécifique de l'Eau de Néris. Cette action est cependant réelle et apparaît, si l'on considère l'effet non plus d'un bain isolé, mais d'un certain nombre de bains pris en série.

Prenons en exemple le bain tempéré et son emploi chez les névrosés, les douloureux, les excités. Le bain d'eau ordinaire va, dans une certaine mesure calmer, délasser ces malades, atténuer leur douleur, faire cesser leurs spasmes, ramener le sommeil. C'est là une action immédiate et peu durable, qui cessera avec l'abandon de la médication.

Les bains de Néris agissent autrement. Sous l'influence des premiers bains, cette sédation immédiate se fait sentir ; elle paraît même beaucoup plus marquée que dans le cas précédent. Puis, sous l'influence de la continuation du traitement, il ne tarde pas à se produire dans l'organisme une série de phénomènes, témoins des profondes modifications que les eaux lui font subir. En effet, à la sédation des premiers jours, succède bientôt une excitation quelquefois intense, se manifestant simultanément par des troubles d'ordre général et spécial ; les premiers caractérisés par des symptômes d'intoxication de l'organisme, sensation de fièvre, embarras gastrique, éruptions diverses, etc., les seconds par l'exaspération des troubles qui ont amené le malade aux eaux, parfois par le réveil de symptômes anciens depuis longtemps disparus. Enfin peu à peu tout rentre dans l'ordre, la « crise thermale » est passée ; l'amélioration survient durable, profonde. C'est la sédation définitive.

Avec quelques variantes, le bain chaud offre une modalité physiologique identique ; c'est ainsi par exemple que des engorgements chroniques, avant d'arriver à la résolution terminale, passeront parfois par une phase de fluxion subaiguë.

On conçoit que des bains intermédiaires au bain chaud et au bain tempéré, 35° à 36°, jouiront des propriétés combinées de ces deux derniers, ces propriétés étant cependant amoindries. Ces bains sont employés avantageusement dans certaines formes de rhumatismes et prêtent à des considérations identiques à celles précédemment développées.

Est-ce à dire que chez tous les baigneurs, on observe d'une façon rigoureuse cette série de phénomènes : sédation du début, excitation passagère, sédation définitive ? Non ; nous savons que des médications identiques donnent parfois des résultats disparates chez des malades pouvant présenter bien des liens communs dans la classification pathologique ; tout praticien doit savoir qu'on ne soigne pas des maladies, mais des malades.

Dans le cas particulier qui nous occupe, on pourra observer la disparition de la première phase ; la crise thermale aura lieu alors d'une façon soudaine, et dès les premiers bains, nous avons pu l'observer chez une grande hystérique à attaques convulsives, les crises ont augmenté en fréquence dès les premiers jours, malgré toute la prudence que nous avions mise dans l'administration du traitement, pour diminuer par la suite, au point que la malade est partie profondément améliorée dès sa première saison.

La crise thermale peut faire totalement défaut, et le résultat du traitement n'en être pas moins remarquable. Nous devons l'attribuer à la lenteur des modifications qui se passent dans l'organisme du sujet et à une sorte d'idiosyncrasie spéciale.

Enfin l'apparition de la crise peut n'être que retardée et n'avoir lieu que lorsque le malade a quitté la station et est rendu aux soins de son médecin. Nul besoin d'insister sur l'intérêt qu'à ce dernier à connaître cette modalité clinique. C'est la crise postthermale.

Dans tous les cas, ce qui ne varie pas dans la cure

nérisienne, c'est la troisième et dernière phase, la phase d'amélioration ou de sédation complète à la suite d'une, mais en général de plusieurs saisons.

Comment expliquer ces effets durables des Eaux de Néris, se produisant à la suite d'une perturbation de l'organisme, si ce n'est pas une action élective de ces eaux sur le tempérament, la diathèse des malades, arthritiques ou nerveux qui fréquentent la station?

Un ancien médecin de Néris, M. Morice, a du reste étudié l'action des bains de Néris sur la nutrition, et à la suite de nombreuses expériences urologiques, a montré que dans ces deux grandes classes des malades nérisiens, qui présentent des coefficients urologiques différents de la normale, l'effet du traitement était une action équilibrante, un retour au type normal.

La question est complexe, il est vrai, et il serait nécessaire d'étudier les modifications qui se posent du côté des autres émonctoires : peau, intestin, etc., dont le mécanisme est sans nul doute modifié sous l'action des bains, comme en témoignent la diaphorèse accrue, les poussées éruptives et les troubles intestinaux survenant parfois au moment de la crise thermale.

Nous ne nous étendrons pas davantage sur ces considérations d'ordre général, nous réservant de signaler dans le chapitre suivant quelques points de détail spéciaux à certains types nosologiques.

Nous nous résumerons en disant : les Eaux de Néris prises sous formes de bains agissent de deux façons :

1° A la manière et dans le même sens que les eaux ordinaires. C'est une action banale : immédiate, de peu de durée, superficielle.

2° D'une façon spécifique, se traduisant par des effets lointains, durables, profonds, sur l'organisme altéré (diathèse neuro-arthritique), et ramené au type normal.

Indications thérapeutiques

Les deux grandes catégories de malades tributaires de Néris sont, ainsi que le font pressentir les quelques données physiologiques précédentes, et comme le confirme la clinique (*naturum morborum curationes ostendunt*), les arthritiques et les nerveux.

Dans la simple énumération que nous donnerons des troubles morbides heureusement influencés par l'action des eaux, il entre des affections qui, pour un observateur superficiel, semblent n'avoir aucun lien de parenté avec ces deux grands groupes. Il n'en est rien cependant. Et si, pour une commodité de classification, nous passons en revue la plupart des appareils de l'organisme, on remarquera que les maladies qui atteignent ces appareils ressortissent toutes aux diathèses arthritique et nerveuse. A propos de chacune de ces maladies, nous spécifierons d'ailleurs ces rapports d'étiologie, en précisant nettement les cas tributaires de Néris.

Les sujets atteints d'entéro-colite muco-membraneuse, par exemple, paraissent au premier abord devoir plutôt bénéficier d'une cure aux stations spécialement indiquées pour les maladies du tube digestif, de l'intestin en particulier. Mais si l'on veut bien se rappeler la fréquence de cette entérite dans certaines affections nerveuses, la neurasthénie entre autres, sa prédilection pour le terrain arthritique, etc..., on voit que les eaux de Néris conviennent merveilleusement à son traitement.

Pourquoi, objectera-t-on, donner à l'entérite muco-membraneuse une place spéciale dans notre classification, si elle ne doit être envisagée que comme un simple symptôme des maladies déjà citées? C'est que, dans ces maladies, elle apparaît parfois comme un symptôme tellement prédominant, qu'elle constitue à peu près à elle seule toute la maladie.

Elle sera cependant d'autant plus efficacement combattue que la thérapeutique s'adressera plus directe-

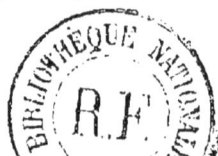

ment à la cause. D'ailleurs, contre le symptôme en lui-même, le malade trouvera à Néris un traitement approprié : installation perfectionnée de lavage intestinal, action topique de l'eau sur la muqueuse (nous parlerons de cette action topique à propos des dermatoses), état aseptique et effets antiseptiques de cette eau, etc...

« Le mot sédation devrait être inscrit en lettres d'or sur le fronton de l'Etablissement thermal de Néris », a dit le Professeur Landouzy. L'action sédative est en effet la principale des vertus de nos eaux. Mais nous connaissons également leurs effets résolutifs, leur action équilibrante sur l'organisme neuro-arthritique, leurs propriétés antiseptiques et topiques.

Le praticien, muni de ces données, précisera nettement lui-même les indications thérapeutiques de Néris, et par un choix judicieux reconnaîtra aisément dans chaque groupe nosologique les cas justiciables de nos eaux.

I. MALADIES DU SYSTÈME NERVEUX

A). Système nerveux central.

La cure de Néris, comme tous les autres modes de traitement d'ailleurs, n'a aucune action sur la lésion des centres nerveux. Son effet se borne à un amendement notable des principaux symptômes : Douleurs, contractures, spasmes, tremblements, troubles vasomoteurs, et on sait avec quelle opiniâtreté ils résistent à tous les agents thérapeutiques. Contre les paralysies, l'atrophie, on a mis en œuvre le massage, l'électricité, etc...; ces agents dépassent souvent le but à atteindre, et les premiers troubles fonctionnels que nous avons signalés, la douleur et les contractures surtout, apparaissent parfois sous leur seule influence. La cure mixte à Néris permettra d'améliorer les seconds troubles sans provoquer les premiers. La rééducation des mouvements trouvera également dans l'action des eaux un puissant auxiliaire.

La lésion organique nerveuse entraîne toujours un

trouble considérable de la nutrition générale (calorifi-
cation, etc.). Tous les hémiplégiques, par exemple,
sont des ralentis, et l'action équilibrante de la médication nérisienne présente de ce fait un intérêt non
négligeable.

Parmi les affections du système nerveux central,
tributaires de Néris, nous devons signaler les *para-
plégies médullaires*, la *sclérose en plaques*, la *sclérose
latérale amyotrophique*, la *myélite diffuse*, l'*atrophie
musculaire progressive*, etc...

Nous devons donner une place prépondérante aux
tabes, à une période peu avancée de la maladie, quand
dominent les symptômes douloureux, éréthiques, les
douleurs fulgurantes, les crises viscérales.

L'*hémiplégique* d'origine cérébrale peut venir à
Néris, dès que les phénomènes inflammatoires sont
calmés ; le traitement est d'autant plus efficace qu'il
est appliqué à une période plus rapprochée de l'accident.

B) Système nerveux périphérique.

Névralgies diverses, essentielles ou symptomatiques
de la maladie d'un organe ou d'un appareil : les eaux
sont alors d'autant plus puissantes qu'elles peuvent
agir sur la maladie causale ; exemples : névralgies
variées, lombo abdominale, sciatique, gastralgie, entéralgie, hystéralgie, ovarie, dans les maladies des femmes, dans l'hystérie, la neurasthénie.

Névrites : sensitives, motrices, mixtes, de causes
nombreuses.

C) Névroses.

C'est dans ces affections que les Eaux de Néris sont
particulièrement recommandables. Certains auteurs
ont prétendu que celles-ci agissaient uniquement par
suggestion. Cette hypothèse ne devrait nuire en rien à
la réputation de la station : la suggestion n'est-elle pas
un des agents thérapeutiques les plus puissants contre
les névroses ? — La clinique nous montre que le mode
d'action des eaux est tout autre ; la suggestion agit

d'une façon rapide, suivant une marche progressive vers l'amélioration ; souvenons-nous des différentes phases de la cure nérisienne, de la crise thermale, des effets du traitement à longue échéance.

La psychothérapie d'ailleurs ne doit pas être négli-gée. Le praticien de ville d'eau, par des contacts fré-quents avec son malade, est à même d'exercer sur celui-ci une surveillance étroite ; il peut être « le com-pagnon à la fois patient et de bon conseil ». Un des créateurs du Néris moderne, le Docteur Boisrot-Des-serviers, écrivait déjà en 1822 (et il avait en vue le rôle du médecin de Néris) : « Le rôle du médecin demande un cœur compatissant, éclairé, doué d'une douce philosophie. Il doit se montrer ami discret, confident généreux, et verser sur la blessure non les sucs que lui indique le codex, mais bien le baume de la consolation. »

N'oublions pas enfin l'influence du changement de milieu, de la cure d'isolément facile à mettre en pra-tique.

Hystérie : Troubles de la sensibilité (névralgies, anesthésies, hypéresthésies, ect.).Troubles de la moti-lité (convulsions, spasmes, toux, hoquet, aboiements, contractures, paralysies). Troubles de l'intelligence (hallucinations, délire, érotisme). Troubles circula-toires (palpitations, lipothymies, congestions, hémor-rhagies, œdèmes). Troubles secrétoires (ptyalisme, hypéridrose, anidrose, chromidrose, polyurie, ischu-rie, anurie, vomissements). Crises de grande et petite hystérie.

Epilepsie : Les résultats sont moins marqués.

Neurasthénie, et tous les états neurasthéniques autrefois désignés sous les noms de : irritation spi-nale, névropathie cérébro-cardiaque de Krishaber, névralgie générale de Valleix, nervosisme de Bouchut.

Chorées : de toutes sortes (vulgaire, molle, hysté-rique).

Névrose traumatique dont les symptômes, étant ceux de l'hystéro-neurasthénie, relèvent par conséquent des Eaux de Néris.

Paralysie agitante : Atténuation du tremblement, des chaleurs, des impatiences.

Maladie de Basedow : (tremblement, palpitations, tachycardie, danse des artères, dérobement des jambes).

Astosie-abasie, dans ses diverses formes : parétique, choréiforme, trépidante.

Myoclonies diverses : tics, spasmes, paramyoclonus multiplex, dyskinésies professionnelles (crampe des écrivains, etc.), chorée de Bergeron.

Maladie de Dercum : Nous n'avons pas d'expérience à ce sujet ; mais nous sommes persuadé que parmi les quatre signes cardinaux : adipose localisée, asthénie, troubles moteurs, douleurs, les trois derniers trouveraient à Néris une grande amélioration, dans les cas principalement où la maladie succède à l'ovariotomie.

Psychoses diverses, essentielles ou liées aux névroses : obsessions, phobies, algies, angoisses, scrupules, etc.

II. AFFECTIONS RHUMATISMALES

Le mode d'action des Eaux de Néris dans les affections rhumatismales peut se résumer ainsi :

1º Action équilibrante sur la diathèse arthritique.

2º Action sédative sur l'élément douleur.

3º Action résolutive sur les empatements et épanchements articulaires ou périarticulaires.

4º Action hâtive à la suite des poussées aiguës.

5º Non-contre-indications, s'il existe des lésions du cœur à la période de compensation.

6º Spécialité des eaux chez les rhumatisants névropathes.

Les différentes formes de rhumatisme que l'on traite à Néris, sont :

Rhumatisme articulaire aigu, rhumatisme infectieux. Dès que la crise aiguë est passée, les eaux sont utiles pour rendre aux articulations leur souplesse primitive, venir à bout des épanchements persistants, rompre les adhérences qui se forment, et prévenir l'ankylose définitive.

Rhumatisme chronique avec ses nombreuses variétés : articulaire (rhumatisme chronique fibreux, arthrite sèche, rhumatisme noueux ou polyarthrite déformante progressive, nodosités de Bouchard et d'Heberden),
Musculaire ou mialgie,
Et viscéral.

Goutte. Nous rangeons la goutte à côté du rhumatisme, bien que ce soient deux affections distinctes.

Le nombre des goutteux est restreint à Néris. Leur traitement ici n'est que le complément d'autres cures minérales plus efficaces. Par leur action sédative, nos eaux conviennent aux goutteux qui présentent de l'éréthisme nerveux, des névralgies diverses, (céphalalgie, gastralgie, mialgie, sciatique) des crampes.

Enfin aux goutteux neurasthéniques, Néris est tout indiqué.

III. MALADIES DES FEMMES

Les eaux sont utilisées dans un grand nombre de maladies de la femme.

Le traitement général agit sur le terrain arthritique, sur lequel évoluent si souvent ces affections abdomino-génitales, et modifie heureusement les troubles nerveux si variés qui constituent le syndrôme utérin : Irradiations douloureuses, coccydinie, douleurs abdominales, lombaires, sacrées, phénomènes dyspeptiques, gastralgie, névralgies faciale, intercostale, dentaire, hystéralgie, ovarie, vertiges, hémicranie, palpitations, prurit vulvaire.

L'action résolutive, les propriétés topiques et aseptiques des eaux, leur effet antiseptique, expliquent leur emploi local (irrigation vaginale lente et sous faible pression).

Enfin rappelons à nouveau la possibilité d'instituer la cure d'une façon hative, dès que les phénomènes franchement inflammatoires ont pris fin.

Métrite chronique : Il y a contre-indication pour la métrite avec poussées congestives, avec métrorrhagie, pour la métrite aiguë, le cancer.

Déviations utérines : Les eaux agissent indirectement dans ce cas, en améliorant la métrite concomitante.

Fibromes utérins. Il en est de même pour l'utérus fibromateux ; on a noté également la diminution de la tumeur dans quelques observations ; nous n'avons en vue que les fibromes utérins de petit volume, sans métrorrhagies.

Inflammation chronique des annexes : Salpingite, ovarite, paramétrite, pelvi-péritonite. La nature tuberculeuse est une contre-indication.

Névralgie des organes génitaux : Essentielle (exemple : ovarialgie hystérique) ou symptomatique d'une lésion abdomino-génitale.

Troubles nerveux, consécutifs aux opérations chirurgicales.

Hyperesthésie vulvaire.

Vaginisme.

Accidents nerveux de la puberté et de la ménopause.

Aménorrhée, dysménorrhée, stérilité, dues aux affections précédentes, ou liées aux états de congestion ou de subinvolution utérines.

Grossesse : Quelques auteurs ont prétendu que la grossesse était une contre-indication aux Eaux de Néris. Nous possédons quelques observations allant à l'encontre de cette assertion.

Une indigène ayant, au cours de sa grossesse, d'abondantes pertes blanches, prend des bains et des irrigations vaginales, de sa propre initiative. Nous la voyons par la suite : elle nous apprend que ses pertes ont presque complètement disparu, et qu'elle ne s'est trouvée nullement incommodée de son immersion quotidienne pendant 25 jours consécutifs dans les Eaux de Néris. Au toucher nous reconnaissons de la vaginite granuleuse.

Deux autres dames, sur nos conseils cette fois, font une cure de vingt jours, n'éprouvent aucun accident sérieux, et obtiennent l'amendement des symptômes qui nous avaient fait conseiller le traitement. La première présentait des troubles variés (vomissements, lipothymies, excitation physique et intellectuelle) survenus au début de sa grossesse.

L'autre, qui avait eu « la danse de St-Guy », à l'age de 12 ans, avait vu guérir sa maladie au moment de l'installation de ses époques menstruelles. Dès les premiers mois de sa grossesse (nous l'avons vue au troisième), les mouvements choréïques avaient reparu, peu intenses, il est vrai. Le traitement par les bains tempérés et le drap mouillé produisit leur disparition complète au bout d'un mois.

IV. MALADIES DE LA PEAU

Sont justiciables des Eaux de Néris, les dermatoses d'originine arthritique et nerveuse ; nous ne pouvons mieux faire que de nous répéter à propos de chaque groupe morbide : on voit par là combien est précise la spécialité de Néris.

Nous avons souvent parlé de l'action topique des Eaux. Cette action trouve toute son importance dans le cas présent. A côté de l'action générale sur le terrain, il existe l'action spéciale sur la lésion. Ces effets topiques ont été bien mis en évidence par les observations des anciens médecins (ils employaient et l'eau et les conferves) : certains ulcères atones, certaines brûlures étendues chez des malades provenant des Forges voisines de Commentry, ont été heureusement modifiés.

Dermato-neuroses prurigineuses : Prurits généralisés (sénile, hivernal...). Prurits localisés (anal, vulvaire, scrotal...).

Névrodermites : Certaines formes de lichens, de prurigo (prurigo de Hebra, prurigo diathésique), urticaire chronique.

Dermatite polymorphe prurigineuse chronique, à poussées successives, ou maladie de Duhring.

Acné chez les neuro-arthritiques.

Herpès des organes génitaux surtout chez l'homme, à cause des récidives désespérantes.

Zona : Action précoce, et action tardive dans les névralgies rebelles.

Troubles des fonctions des glandes sudoripares : anidrose, hypéridrose, chromidrose, etc. de nature hystérique.

Œdèmes hystériques et neuro-arthritiques.

V. MALADIES DU TUBE DIGESTIF

Gastro-névroses : Liées à l'hystérie, la neurasthénie, l'hystéro-traumatisme, gastroplégie, aérophagie, mérycisme, spasme du cardia, vomissement hystérique.

Gastralgies : Symptomatiques d'une affection tributaire des Eaux de Néris (annexites, tabes, hystérie).

Anorexie, boulimie, hématémèse de nature hystérique.

Dilatation de l'estomac : Celle qui accompagne presque toujours les gastro-névroses (neurasthénique entre autres), celle qui s'observe chez les arthritiques, dans le rhumastisme articulaire chronique avec nodosités de Bouchard, d'Heberden....

Entéralgie : Chez les arthritiques, les neurasthéniques, les hystériques, dans les maladies des femmes.

Constipation et *entéro-colite muco-membraneuse*.

Dans les états de l'estomac précédemment cités, dans les affections utérines tributaires de Néris, chez les arthriques, chez les déséquilibrés du système nerveux, surtout quand prédominent les spasmes du côté de l'intestin.

Diarrhée : Diarrhées nerveuses des hystériques, neurasthéniques, tabétiques, dans le goître exophtalmique.

Diarrhées des arthritiques.

VI. MALADIES DE L'APPAREIL CIRCULATOIRE

Palpitations : Dans les affections utéro-ovariennes, dans les névroses : chorée, goître exophtalmique, et surtout hystérie et neurasthénie.

Tachycardie : Dans les névroses (maladie de Basedow, neurasthénie), dans la dilatation de l'estomac, dans les maladies des femmes, à la ménopause.

Les effets du traitement seront moins marqués dans les lésions de la moelle ; myelite diffuse chronique, sclérose en plaques, tabes, etc., ainsi que dans les névrites du pneumo-gastrique.

Angines de poitrine : Les Eaux agissent bien dans la plupart des fausses angines de poitrine, celles qui s'observent surtout chez les névropathes.

Phlébites : Le traitement mis en œuvre : bains, douches sous-marines, effleurage, etc., calme les douleurs névritiques consécutives, active la circulation dans le membre malade, fait disparaître l'œdème chronique, agit en même temps sur la diathèse dans la phlébite rhumatismale.

Asphyxie locale. Maladie de Raynaud. A la période de début.

Contre-indications : Malades atteints de lésions artérielles, angine de poitrine vraie, lésions du cœur non compensées.

VII. MALADIES des VOIES GÉNITO-URINAIRES

Malades sans substratum anatomique (faux urinaires du professeur Guyon, névropathes urinaires).

Troubles génitaux des neurasthéniques (pollutions nocturnes, impuissance, etc.).

Crises des tabétiques (vésicales, uréthrales, prostatiques, etc.).

Névralgies et troubles nerveux divers, symptomatiques du rein mobile.

VIII. AFFECTIONS EXTERNES DIVERSES

Suites de fractures, luxations, entorses : Disparition de l'œdème chronique, de la raideur articulaire, de l'atrophie musculaire ; traitement préventif de l'ankylose en voie de formation.

Arthrite et synovite : sèches, plastiques.

Contusion des nerfs : névralgies, paralysie, atrophie consécutive.

IX. MALADIES DES ENFANTS

Nous ne pouvons mieux faire que de reproduire à ce sujet quelques passages d'un cours du Professeur Landouzy.

« Ce ne sont point seulement les adultes qui se trouvent justiciables de la Sédation Nérisienne, ce sont aussi *toutes ces générations nouvelles d'enfants, issus de neuro-arthritiques, de névropathes et de névrosés*, dont l'irritabilité, dont l'impondération, dont l'instabilité fonctionnelle ne trahissent que trop tôt et à propos de trop d'événements accidentels (dentition, fièvres éruptives, allongement de la taille, alimentation intempestive, surmenage d'éducation, etc.) la tare originelle...

. . . .

« C'est bien avant que de grossières perturbations fonctionnelles se soient montrées, c'est bien avant qu'ils se fussent révélés des malades, qu'il faudrait, avec toutes les modalités posologiques que comportent la variété d'affection, l'âge et le sexe, faire suivre aux petits nerveux la cure préventive de Néris, puisqu'elle peut remplir maintes indications sédatives, équilibrantes, régulatrices du système nerveux, dont le médecin surprend la nécessité au seuil même de la seconde enfance.

« Que d'enseignements, que d'avertissements en effet ne saisit pas le médecin de famille qui ayant à suivre les premières années d'un enfant, l'aura soigné pour de l'*incontinence d'urine*, pour des *accès de faux-croup*, pour des *terreurs nocturnes*, pour des *convulsions*, (survenues au moment même de l'éruption d'une rougeole), pour des *accès de colère*, pour des *bizarreries de caractère*, pour des *tics* ?...

. . . .

« Que d'affections du système neuro-musculaire n'éviterait-on pas, que d'impondérations fonctionnelles n'enrayerait-on pas, en faisant, dès la dixième année, la cure Nérisienne chez ces enfants, au lieu d'attendre, pour les acheminer vers Néris, que déjà ils aient eu maille à partir avec l'*hystérie convulsive*, avec la *chorée*, avec les *tics* de la face, avec les *crises algiques* et les *accès de péritonisme*, qui si souvent chez les filles de neuro-arthritiques, préludent à l'établissement des règles ? »

. . . .

Le professeur Landouzy, terminait ce même cours par les considérations suivantes sur l'avenir de Néris :

« Faite des excitables, des irritables, des congestives douloureuses, des impondérés du système spinal, des malades en perpétuelles souffrances, la clientèle de Néris menace de grandir singulièrement en cette fin de siècle, où le neuro-arthritisme se développe, où nous payons un si lourd tribut aux tares nerveuses, où tant d'hommes sont femmes sur ce point, où tant de victimes de maladies infectieuses et d'intoxications pourtant évitables (tuberculose, syphilis, alcoolisme), où tant d'éclopés de la vie, où tant de surmenés sont héréditairement ou d'une façon acquise la proie des névropathies, où tant de gens patraques et détraqués plutôt que malades ont la vie pleine d'instabilités fonctionnelles et de douleurs ».

Dr M. DEREURE.

TABLE DES MATIÈRES

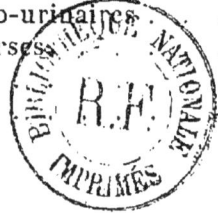

Imprimerie Herbin, Montluçon